DU TRAITEMENT DE LA PHTISIE

OU

TUBERCULOSE PULMONAIRE

PAR LES

INJECTIONS SOUS-CUTANÉES DE GAIACOL

PAR

LE DOCTEUR **Le TANNEUR**

ancien Externe des Hôpitaux de Paris
Licencié en Droit

avec une Préface de M. le Docteur LUTAUD

Médecin A^t de l'Hôpital Saint-Lazare
Rédacteur en chef du «Journal de médecine de Paris»

Prix : 1 franc.

Cet opuscule est vendu au profit de l'*Œuvre de Notre-Dame de Bon-Secours.*

(TRAITEMENT DES POITRINAIRES PAUVRES)

PARIS
SOCIÉTÉ D'ÉDITIONS SCIENTIFIQUES
4, RUE ANTOINE-DUBOIS, 4
PLACE DE L'ÉCOLE-DE-MÉDECINE

DU TRAITEMENT DE LA PHTISIE

OU

TUBERCULOSE PULMONAIRE

PAR LES

INJECTIONS SOUS-CUTANÉES DE GAIACOL

DU TRAITEMENT DE LA PHTISIE

OU

TUBERCULOSE PULMONAIRE

PAR LES

INJECTIONS SOUS-CUTANÉES DE GAIACOL

PAR

LE DOCTEUR **Le TANNEUR**

Ancien Externe des Hôpitaux de Paris

Licencié en Droit

avec une Préface de M. le Docteur LUTAUD

Médecin Ad de l'Hôpital Saint-Lazare

Rédacteur en chef du « Journal de médecine de Paris »

Prix : 1 franc.

Cet opuscule est vendu au profit de l'*Œuvre de Notre-Dame de Bon-Secours.*

(TRAITEMENT DES POITRINAIRES PAUVRES)

PARIS
SOCIÉTÉ D'ÉDITIONS SCIENTIFIQUES
4, RUE ANTOINE-DUBOIS, 4
PLACE DE L'ÉCOLE-DE-MÉDECINE

PRÉFACE

Mon cher ami,

Il faut avoir un certain courage pour vouloir, après tant d'autres, proposer une nouvelle thérapeutique de la phtisie pulmonaire ; ce courage, vous l'avez eu ; je ne puis que vous en féliciter.

Voilà plus de vingt ans que je vois surgir des nouveaux traitements pour combattre le fléau qui décime le monde entier ; depuis l'antique huile de foie de morue jusqu'à la tuberculine de

Koch ; tout le monde : médecins, hygiénistes, Législateurs, s'efforcent de lutter et cependant le monstre est toujours debout, plus menaçant que jamais. Sur 50.000 individus qui succombent à Paris, 10.000 sont enlevés par la phtisie. La même proportion existe dans toutes les capitales de l'Europe. En somme, la tuberculose entre pour un cinquième dans la totalité des décès ; chose plus terrible encore, elle frappe surtout la jeunesse.

Dans tous les pays, sous tous les climats il faut payer le terrible tribut ; dans la zone torride, comme dans la la zone glaciale ; chez le riche comme chez le pauvre, la phtisie fauche sans cesse.

Vous avez donc eu raison de chercher, après tant d'autres un remède, contre un tel fléau ; vos efforts eussent-ils été steriles, ils n'en mériteraient pas moins un encouragement.

Mais l'étude que jai faite de votre méthode thérapeutique ; les observations que vous m'avez soumises, les malades que j'ai vus avant et après votre traitement, m'ont démontré que vous avez fait mieux que vos prédécesseurs.

Je ne puis, dans cette courte préface, exposer les raisons qui m'ont fait approuver votre traitement ; elles sont basées sur la physiologie et l'aseptie, sur les propriétés microbicides que possède le gaïacol et surtout sur la façon très-ingénieuse avec laquelle vous l'administrez par la voie hypodermique, laissant ainsi intactes les fonctions de la nurition.

Tous ceux qui lisent votre mémoire acquerront comme moi la conviction que vous avez fait faire un grand pas au traitement de la tuberculose.

Continuez donc votre œuvre, mon cher ami et apportez-nous bientôt de nouveaux faits qui ne pourront que confirmer les brillants résultats que vous avez déjà obtenus.

INTRODUCTION

Nous avons eu la pensée d'écrire ce travail, parce que nous avons cru utile de faire connaître les résultats obtenus par nous, dans le traitement de la tuberculose pulmonaire par le Gaïacol en injections sous-cutanées; nous voulons ajouter aussi, que pour faire de semblables études cliniques, il faut être spécialisé dans le traitement des maladies de poitrine et s'y adonner complètement; un peu parce qu'on ne connaît réellement bien que ce que l'on étudie spécialement et surtout parce que notre méthode de traitement comporte des injections faites au moins une et souvent deux fois par 'our aux malades, or cette pratique est impossible à un médecin se livrant à la Clientèle générale, devant passer des journées entières à faire des visites et ne pouvant avoir, par conséquent, deux consultations par jour.

Ceci n'est réalisable qu'à la condition d'avoir une vie organisée absolument dans ce but et de se consacrer complètement aux exigences que comporte ce traitement spécial.

Voilà, croyons-nous, la condition indispensable pour bien appliquer la methode que nous allons exposer et en tirer tous les fruits désirables.

Paris, le 15 novembre 1895.

DU TRAITEMENT DE LA PHTISIE

OU

TUBERCULOSE PULMONAIRE

PAR LES

INJECTIONS SOUS-CUTANÉES DE GAIACOL

Par le Docteur LE TANNEUR

Cet opuscule est écrit dans le but de remettre exactement au point de la vérité scientifique, une question qui intéresse au plus haut degré l'humanité souffrante et le monde scientifique : *La tuberculose ou phtisie pulmonaire est-elle ou non guérissable et si elle l'est, quels moyens sont propres à atteindre ce but ?*

Telle est la question que se posent aujourd'hui les personnes ayant suivi les diverses publications faites depuis quelques années tant dans la presse médicale que dans la presse politique.

Entre les inventeurs qui se succèdent annonçant

au monde qu'ils viennent de découvrir le remède qui doit infailliblement guérir la Tuberculose, Charlatans criant avec accompagnement de grosse caisse le traditionnel : prenez mon ours ; et d'autres plus sérieux, mais tout aussi coupables savants, récitant la triste antienne de la Tuberculore incurable, de l'inutilité de tous les remèdes : la liste en est déjà trop longue nous disent-ils, temps perdu, espoir déçu d'avance que d'essayer quoi que ce soit de nouveau ! un Tuberculeux est, dès le premier jour, un Condamné pour lequel la science ne peut accorder d'amnistie.

Entre ces deux refuges extrêmes, l'un riche en promesses mais cachant d'amères déceptions, l'autre triste, désolé, il coule peut-être comme entre deux montagnes disparates un petit ruisseau, symbole de l'espérance.

Souhaitons que nos recherches patientes nous permettent de le découvrir, et qu'à notre grand bonheur, laissant dans l'obscurité d'où ils n'auraient jamais dû sortir, les charlatans et leurs panacées, nous puissions remettre un peu de baume dans le cœur de nos pauvres malades et ne point voir, en mauvais juges, dans tout accusé un coupable comme dans tout tuberculeux, un moribond.

PREMIÈRE QUESTION

La Tuberculose est-elle susceptible de guérison? Oui — répondrons-nous fermement ; l'immense majorité des médecins le croit et comme preuve indiscutable, nous citerons le fait suivant : A l'autopsie faite à la Salpétrière, de vieillards morts de toute autre maladie que la Tuberculose et n'ayant dans leurs antécédents, aucune tare de cet ordre, on trouve dans un grand nombre de cas des lésions tuberculeuses cicatrisées : adhérences, indurations, (voire même des cavernes). vestiges certains d'une évolution antérieure de tuberculose ; c'est-à-dire que dans le courant de leur vie, sous la rubrique bronchite ou rhume, ces personnes ont été traitées pour une affection tuberculeuse, laquelle a debuté, évolué et guéri, sans raccourcir leur vie ; il s'agit, en effet, d'individus ayant atteint, souvent, les limites extrêmes de l'existence.

Voici un fait dont la véracité reconnue par tous, prouve indubitablement que la tuberculose est curable ; mais de plus, nous, médecins, avons vu maintes fois, des malades chez lesquels une tuberculose a commencé, puis s'est arrêtée sous nos yeux, montrant ensuite des signes de lésions tuberculeuses éteintes.

La Tuberculose est donc susceptible de guérir et qui plus est, de guérir seule ainsi que le prouvent les faits des vieillards de la Salpétrière.

Tant pis pour les médecins qui, en petit nombre, s'obstinent à considérer cette maladie comme inguérissable et tant pis surtout pour leurs pauvres malades auxquels ils ne pourront même pas offrir la consolation morale que donne l'espérance, puisqu'eux-mêmes n'ont pas la foi dans la guérison.

DEUXIÈME QUESTION

Existe-t-il un médicament qui seul et en dehors de toute hygiène, puisse guérir la tuberculose ?

Non, assurément non, et c'est à ceux qui proclament une panacée de cet ordre, que l'épithète de charlatan peut être appliquée à juste titre; et lorsque nous voyons un grand journal, dont le titre nous semblerait devoir inspirer confiance, proclamer qu'un homme absolument inconnu, mais qualifié, pour la circonstance, de grand chimiste, grand médecin, grand savant vient de trouver le remède infaillible contre la tuberculose, nous ne pouvons nous défendre d'une douloureuse indignation en pensant au nombre considérable de pauvres malades qui vont, aveuglément confiants, aller abréger leur vie déjà comptée, en subissant l'influence néfaste d'une réclame intéressée pour ce nouveau traitement.

Comment la grande presse politique se laisse-t-elle ainsi entraîner, sans aucun guide ni contrôle médicaux, à lancer ces canards dangereux, auxquels nous autres médecins avons à peine le temps de couper les ailes, avant qu'ils aient pu déjà emporter dans leur vol coupable, quelques-uns de nos pauvres malades.

Donc, non, un seul médicament jusqu'à nouvel ordre, ne peut être proclamé comme guérissant à lui seul la phtisie d'une façon irrémédiable.

Par quel ensemble de moyens peut-on donc, à l'heure actuelle, chercher à obtenir la cure de la tuberculose ?

Par l'hygiène d'une part, par des agents médicamenteux d'autre part.

L'*hygiène* comprendra l'aerothérapie, cure d'air réglée d'une façon sévère, rapprochée autant que possible de celle du sanatoria ; la suralimentation ou hygiène alimentaire spéciale ; enfin, l'hygiène de la peau, consistant en frictions, douches et tout cela, bien entendu, très sévérement et scientifiquement réglé.

Telle est la première partie du traitement que nous ne faisons que mentionner aujourd'hui, en laissant les développements à une publication ultérieure.

Le traitement médicamenteux de la tuberculose pulmonaire comprend des médicaments accessoires et un médicament principal.

Des médicaments accessoires, nous dirons peu de choses ici, car ils sont connus de tous les médecins et nous n'avons rien à y ajouter : l'huile de foie de morue, l'arsenic, les phosphates sous leurs différentes formes, donneront évidemment un aide puissant à l'organisme pour lutter contre la maladie et lui permettre de détruire les bacilles tuberculeux, quand il en est temps encore.

Mais arrivons au médicament principal : là, gît le point faible de la question ; là, commence le sujet des éternelles discussions ; aussi, nous a-t-il paru utile de publier le résultat de nos recherches et de nos observations qui portent sur un grand nombre de malades.

Notre but n'est pas de faire ici le panégyrique aveugle et exclusif d'un médicament, mais simplement de soumettre à l'attention de nos confrères les résultats que nous avons obtenus par l'application d'une certaine méthode de traitement, à un nombre assez considérable de malades, depuis trois ans.

A ce propos, un mot nous paraît nécessaire pour expliquer l'origine de nos malades, point très important pour que nos confrères puissent se rendre compte des différentes catégories de personnes auxquelles nous avons appliqué nos soins.

Notre clientèle nous a fourni d'assez nombreuses observations ; mais il nous faut surtout parler de l'*Œuuvre du Notre-Dame de Bon-Secours,* un peu parce que c'est à son profit qu'est faite la publication de cet opuscule et surtout parce que c'est dans ses dispensaires que nous avons soigné le plus gand nombre des malades qui en feront le sujet.

Grâce à l'initiative et au dévouement de quelques personnes de bien, une *Œuvre de Charité* s'est constituée pour donner des soins, des médicaments et des secours alimentaires aux poitrinaires pauvres de Paris.

A cet effet, plusieurs dispensaires ont été ouverts dont les deux plus importants sont celui de *Belleville* et celui qui fonctionne au centre même de Paris, *12, rue de Mogador.*

Notre œuvre diffère de celles de Villepinte et d'Ormesson, en ce sens que ces dernières ne s'adressent qu'aux enfants et jeunes gens poitrinaires, tandis que nous nous occupons surtout des adultes, souvent pères et mères de famille, sur la tête desquels reposent de lourdes charges et qui ont absolument besoin de vivre et de pouvoir travailler.

C'est là, le point fondamental qui sépare notre œuvre de toute les autres et en font une création unique en son genre.

Nous nous félicitons d'être le médecin de ces différents établissements et de pouvoir tout en contribuant pour notre part au bien qui s'y fait, y traiter un grand nombre de malades. C'est appuyé sur cette expérience de plusieurs années portant sur des centaines de malades, que nous publions les faits suivants observés en toute conscience.

C'est au Gaïacol aidé d'une bonne hygiène, voire même, quand la chose est possible, d'une Cure hygiénique complète, que nous devons la bien douce satisfaction d'avoir remis sur pied et rendu à la santé un grand nombre de malades.

Le Gaïacol est extrait de la Créosote et en constitue la partie réellement active. La valeur du Gaïacol en tant qu'agent antituberculeux, est aujourd'hui reconnue par les travaux de nos confrères les plus autorisés, et tous ont constaté une plus ou moins grande amélioration chez les malades auxquels ils en ont administré, soit en pilules, soit en potions.

Sahli de Berne en 1887, Bourget de Genève, Fraentzel de Berlin font successivement l'apologie du Gaïacol; en France, notre Maître le Dr Labadie-Lagrave l'a employé, en 1888, à la maternité, et le Dr Jumon a publié les résultats fort instructifs de ses observations ; en 1891, M. le professeur Picot de Bordeaux a fait une communication à l'Académie de médecine sur l'emploi du Gaïacol, non plus administré par la bouche, mais en injections sous la peau, en piqûres. — Les résultats publiés par lui étaient excellents ; depuis, les Drs Pignol, Burlureaux, Diamantberger ont communiqué de nombreux cas de malades guéris ou améliorés par l'emploi du même traitement ; M. le Dr Burlureaux affirme avoir fait 2508 piqures sans jamais un accident, en employant, bien entendu, un grand nombre de précautions que nous indiquerons plus loin.

L'Injection huileuse sous la peau, n'est pas, en effet, exempte de danger ; l'embolie huileuse est un accident grave, le phlegmon sous cutané suivi ou non d'abcès, est aussi à redouter ; mais tout ceci n'arrive qu'aux personnes inexpérimentées ou faisant les piqûres sans les précautions voulues. Depuis quatre ans que nous en pratiquons en nombre toujours croissant, chaque jour, nous n'avons jamais eu le moindre accident, ni même le moindre ennui; abcès, syncopes au cours ou à la suite de piqûres, nous sont absolument inconnus;

les observations communiquées à diverses reprises nous en ont seules donné connaissance.

Nous croyons qu'en général, ce sont les médecins peu initiés à cette méthode, auxquels arrivent de tels accidents, car tous ceux qui en font un emploi habituel n'en signalent aucun. Exemple : Le Dr Burlureaux qui en fit 2508 et nous-mêmes, qui actuellement en faisons 25 à 30 par jour, depuis un an, et peut-être une dizaine comme moyenne journalière, les années précédentes, ce qui fait croyons-nous, un nombre fort respectable d'injections.

Un très estimable confrère, praticien de haute valeur, le Dr Rouhier a bien voulu nous dire qu'il n'avait jamais eu non plus d'accident dans la pratique des injections de Gaïacol, auxquelles il se livre depuis plusieurs années avec des résultats excellents dans une clientèle très étendue.

Les piqûres de Gaïacol peuvent donc être pratiquées sans crainte par les médecins ; les faits le prouvent surabondamment et nous sommes étonnés de voir dans la presse médicale ou dans les comptes rendus des sociétés savantes, des confrè-

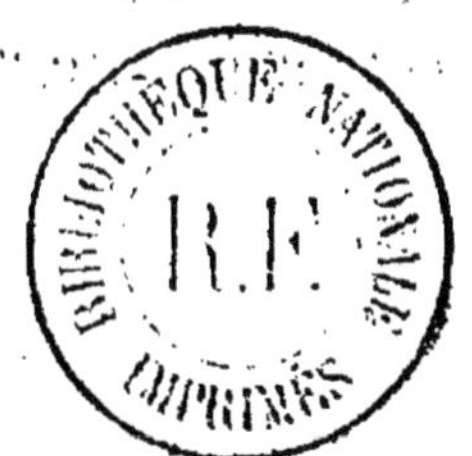

res n'osant essayer ce traitement sans une grande appréhension, ou d'autres médecins rejeter cette méthode à laquelle nous devons tant de succès, ou au moins, temoigner à son endroit un doute profond.

Une chose curieuse à remarquer, c'est que ce sont ceux qui ont la plus longue expérience des piqûres de Gaïacol qui en ont aussi la meilleure opinion et témoignent en elles la plus grande confiance. Cela ne prouve-t-il pas en leur faveur, et ne doit-on pas croire que c'est à un examen superficiel et à une connaissance insuffisante de la méthode que se sont arrêtés la plupart de ceux qui en ont essayé.

Nous avons entendu plusieurs confrères auxquels nous demandions s'ils avaient usé de piqûres pour leurs malades, nous répondre : Oui, une fois ou deux, à des tuberculeux arrivés aux dernières périodes et auxquels nous ne savions plus que faire, nous avons pratiqué quelques piqûres. et... — Et vous n'avez rien constaté en fait d'amélioration, leur répondions-nous ; grand dommage, ma foi, pourquoi ne pas demander à ces injections de ressusciter les morts, et cela, en cinq ou six séances — non, c'est trop demander pour espérer quelque chose de sérieux.

A côté de ces confrères qui certainement ne voient pas la méthode à sa place réelle, il en est d'autres qui publient les résultats de leurs applications du Gaïacol à des malades qu'ils ont eus à l'hopital, pendant quatre ou cinq semaines au plus et qui, au bout de ce temps, à leur grand étonnement, ne sont pas guéris ! mais comme le dit admirablement Daremberg dans son magnifique ouvrage sur la phtisie, est-ce en quelques semaines qu'on peut avoir la prétention de guérir un tuberculeux avéré ? Des années sont nécessaires pour obtenir ce résultat ; aussi, est-ce à plusieurs reprises que l'on devra faire des séries de piqûres qui peu à peu amelioreront le malade, jusqu'à la guérison définitive.

C'est long dira-t-on, mais n'est-ce pas quelque chose que de vivre avec l'espérance de guérir et doit-on marchander son temps et sa patience, quand un tel bienfait apparaît à l'horizon du malade.

Si nous nous sommes permis quelques mots de critique, que nos confrères nous en excusent, nous l'avons fait seulement en vue de libérer la méthode des injections de Gaïacol des attaques injustes dont elle a été l'objet.

Ces piqûres étant admises en principe, reste à fixer leur nombre, les doses à employer etc.

Sur ces divers points, les opinions varient beaucoup et cependant, c'est là une question bien importante. Quelques médecins ont, croyons-nous, employé des doses trop élevées et peut-être quelques accidents et bien des insuccès sont relevables de ce chef; les uns pratiquent des piqûres à époques éloignées, tous les trois ou quatre jours, avec des doses considérables.

En général, les résultats en sont mauvais ou tout au moins bien inférieurs à ceux que l'on pouvait obtenir par de petites doses souvent répétées.

Certains malades supportent fort bien le Gaïacol, d'autres au contraire, réagissent à la moindre piqûre; ce sont là des points très importants et qui prouvent qu'il faut manier le Gaïacol comme tous les médicaments et plus que tout autre avec prudence et surtout méthode.

C'est le point capital que nous voulons développer ici et nous pensons être les premiers à donner cette méthode générale d'emploi du Gaïacol en injections sous cutanées dans la phtisie pulmonaire.

Méthode générale pour l'emploi du gaïacol en injections hypodermiques

Le Gaïacol injecté sous la peau, passe dans le sang et s'élimine par les poumons, à chaque mouvement respiratoire.

Les malades s'aperçoivent tous que quelques instants après l'injection, leur haleine *sent le Gaïacol.*

C'est dans le poumon qu'est le siège du mal, c'est là aussi où va le médicament. Dans les voies respiratoires, il produit un double effet : 1° c'est un antiseptique qui agit donc favorablement contre les bacilles tuberculeux et les autre microbes qui les accompagnent d'habitude — 2° c'est un congestionnant qui amène dans le poumon une sorte d'irritation et d'inflammation.

Sur le pouvoir antiseptique, rien de particulier à dire ; le nombre de bacilles diminue dans les crachats ainsi que l'indique l'examen microscopique.

Ce mécanisme est aisé à comprendre, mais il n'en est plus de même de son action congestionnante qui est, en même temps, un danger et un espoir d'amélioration.

La méthode substitutive sur laquelle elle repose consiste à remplacer une inflammation morbide, celle de la tuberculose par exemple, par une inflammation de nature médicamenteuse, celle produite par le Gaïacol. Cette méthode est réalisée dans l'application de l'Iodure ou des Sulfureux aux Catarrhes et elle y donne de très bons résultats; mais s'il s'agit de produire une inflammation salutaire, faut-il encore qu'elle ne dépasse pas les limites voulues et que le remède ne soit pas pire que le mal ; autrement dit, qu'au lieu d'une inflammation légère, on n'ait pas de la congestion pulmonaire.

Le Gaïacol congestionne en effet le poumon ainsi que l'a observé le Docteur Demahis dans sa thèse soutenue en 1891, et pour en avoir d'une manière plus complète la confirmation, il en a donné la vérification expérimentale.

Le Docteur Demahis a injecté chez trois Cobayes des doses de Gaïacol variables et il a observé :

avec 30 centigrammes, des phénomènes de congestion pulmonaire intense et avec un gramme, la mort par congestion double des poumons et asphyxie.

Il faudra donc manier le Gaïacol avec prudence et ne pas oublier qu'un poumon malade est très impressionnable et que, déjà irrité par la maladie, il ne demandera qu'à s'enflammer en masse sous l'action du médicament et dès lors, les crachements de sang et l'oppression sont imminents.

On devra user du Gaïacol à petite dose et lorsque nous voyons des médecins annoncer qu'ils ont été jusqu'à un gramme, un gramme et demi et même deux grammes en piqûres, nous sommes fort étonnés qu'ils n'aient pas eu d'accidents, surtout s'il les ont faites, sans distinguer les poumons facilement congestionnables de ceux moins impressionnables.

Sur quelle base devra-t-on se fixer pour donner le médicament? En principe, on ne devra jamais donner à deux malades la même dose, car deux poumons ne sont jamais identiques et deux organismes ne sont jamais tuberculeux de la même façon.

Il faudra donc varier le nombre et surtout la dose des injections, non seulement suivant les individus mais selon les différentes phases de la maladie et nous croyons trouver là, la clef de nos succès et l'explication des résultats souvent médiocres obtenus par des confrères, c'est qu'il ont voulu donner à tous les malades, les mêmes doses, ou tout au moins, n'ont pas suffisamment suivi les indications de la maladie et de l'organisme atteint.

Nous pouvons dire que nous ne soignons jamais deux malades de la même façon, et que nous donnons rarement plusieurs fois de suite au même individu la même dose de Gaïacol.

Quand le malade se présente à la consultation ; par un interrogatoire court mais précis, nous obtenons de savoir quel est le symptôme dominant dans l'état du malade, au moment où nous le voyons.

Notre interrogatoire porte sur les points suivants : l'expectoration est-elle abondante ou faible, sanguinolente ou purulente, colorée, jaune, verte ou seulement grisâtre ; la toux est-elle exagérée, c'est-à-dire le malade tousse-t-il plus que les crachats ne le comportent, ou, au contraire, chaque secousse de toux est-elle suivie d'une expectoration ; enfin, la respiration est-elle libre ou gênée?

Suivant la réponse de notre malade, tenant compte d'autre part, des deux facteurs importants que voici : période de la maladie et temps depuis lequel le malade est soumis à notre traitement, nous formulons la dose à injecter.

On comprendra aisément qu'il nous est impossible de donner la solution du problème dans tous les cas, ce serait une tâche au-dessus de nos forces et dépassant les proportions de cet ouvrage ; mais voici cependant les principales indications que l'expérience nous a fait connaître et qui constituent une méthode spéciale pour l'emploi du Gaïacol en piqûres, et nous osons répéter le compliment un peu railleur, mais assez vrai, que nous adressait récemment un confrère qui suivait nos travaux : Votre Gaïacol n'est pas celui de tout le monde, nous dit-il malicieusement !

Si, mais la règle qui nous en dicte le maniement est, *elle* peut être pas celle de tout le monde.

Nous en résumerons les différents points comme suit :

1° De la fréquence des injections.

2° De leur dose suivant : A. — les périodes de la maladie : 1er degré, 2e degré, 3e degré, modifiés selon qu'il s'agit de tuberculose rapide avec fièvre ou de tuberculose lente et sans fièvre ; B. — selon l'état journalier du malade établi sous les facteurs suivants : Expectoration, toux, respiration, fièvre.

3° Disons en terminant que pour les cas dits Bacillemie ou Grauulie, notre gaïacol ne peut avoir que peu d'action pour mille raisons que nos confrères comprendront et entre autres, parce que le Gaïacol allant au poumon, c'est là qu'il agira surtout ; or s'il est efficace dans la Tuberculose pulmonaire, nous ne pouvons affirmer nettement son action dans les cas où les tubercules sont répandus dans tous les organes, cœur, artères, veines, reins, intestins, foie, sang lui-même.

§ I. — DE LA FRÉQUENCE DES INJECTIONS.

Pour la fréquence des injections, nous croyons qu'il faut les pratiquer aussi rapprochées que possible ; une injection par jour est indispensable et dans beaucoup de cas, nous avons cru devoir en pratiquer deux par jour ; une le matin, l'autre le soir et les résultats ont été surprenants, certainement dépassant de beaucoup nos espérances.

Voici entre autres, un cas que nous résumons en quelques lignes, car il nous semble bien instructif : Mme X... 40 ans, tuberculeuse depuis 8 ans, souffrant chaque jour d'un léger accès de fièvre commençant à 11 heures du matin et finissant à 8 heures du soir, toussant et crachant au moins une ou deux fois par heure, éprouve des battements de cœur et ne peut faire aucun exercice même pas aller en voiture.

Nous commençons deux injections par jour et dès le troisième jour, la fièvre avait disparu et n'est pas revenue depuis ; il y a un an que nous avons commencé le traitement. La toux a diminué de façon à ne plus se présenter que sous la forme de deux ou trois petites secousses le matin, suivies d'un ou deux crachats gris, sans bacilles et cela au bout de deux mois d'injections régulièrement appliquées deux fois par jour. La respiration devenue meilleure et le cœur plus calme permettaient à notre malade des promenades en voiture, à pied et même un grand voyage de touriste, contre lequel d'ailleurs nous nous étions élevés, persuadés que notre malade en reviendrait fatiguée, cependant elle semble jusqu'ici bien le supporter.

§ II. — DES DOSES DE GAÏACOL.

Le gaïacol est injecté en solution dans l'huile d'olive stérilisée, désacidifiée et accompagnée d'un centième d'iodoforme qui agit comme antiseptique et analgésique.

Le Gaïacol employé est du Gaïacol cristallisé et chimiquement pur ; c'est encore une condition à laquelle nos confrères ne se sont pas suffisamment arrêtés, en employant n'importe quel Gaïacol fourni par le pharmacien du pays ou du quartier, sans s'inquiéter de son origine.

C'est là une question de la plus haute importance, car il a été démontré par les analyses de Choay que certains Gaïacols du commerce ne contiennent que 50 à 70 °/₀ de Gaïacol, le reste comprenant des substances étrangères ; or, comment peut-on, dès lors, avoir des résultats si l'on ignore exactement quelle dose on injecte.

Arrivons enfin aux doses à injecter :

A. — Dans les *tuberculoses au début* sans fièvre bien appréciable et à marche lente, nous commençons par cinq centigrammes par jour, injectés en une seule seringue de Pravaz de un gramme, puis nous arrivons, en tâtant la sensibilité du malade, à 10, 15 centigrammes en une dizaine de jours ; alors nous restons stationnaire et ce que nous décidons pour la suite, dépend absolument des circonstances. Dans beaucoup de cas, l'amélioration est suffisante pour que cette dose ne soit pas modifiée. Dans d'autres cas, un peu d'oppression ou d'autres symptômes nous font rester à 10 centigrammes, mais cela rarement ; dans les tuberculoses au début, sans fièvre, on arrive aisément à 15 et 20 centigrammes sans danger.

Dans la *tuberculose au 1er degré* mais à forme fébrile, c'est-à-dire avec des températures de 38°,5 ou de 39 et au-delà, nous procédons avec beaucoup de prudence ; dans ce cas, il faut prendre la maladie avec ménagement, car il y a déjà une grosse tendance à la congestion et, en moins de rien, on verrait survenir des phénomènes graves qui vous obligeraient à reculer. Dans ce cas, nous commençons par deux centigrammes, dose fractionnée en deux piqûres dans la journée. Malgré cette faible quantité de un centigramme répété deux fois dans les 24 heures, nous avons quelquefois un peu de sueurs et une petite réaction fébrile ; mais sans nous en inquiéter, nous continuons le traitement ; bientôt la fièvre commence à capituler, et alors, centigramme par centigramme, nous augmentons chaque jour la quantité de Gaïacol. Arrivés à 6 ou 7 centigrammes, nous faisons une halte et nous maintenons cette dose, sans la dépasser, même si la fièvre semble maîtrisée, car à la moindre excitation, elle reviendrait avec violence et tout le terrain gagné serait vite reperdu.

Quand nous sommes à peu près maîtres de la situation, que la toux diminue ainsi que la fièvre, que l'appétit renaît, nous atteignons 12 ou 15 centigrammes ; mais on n'y arrive pas avant la 3e ou 4e semaine et encore, seulement si les circonstances nous ont montré que le traitement améliorait sensiblement le malade, et cela d'une façon durable : car n'oublions pas que c'est dans cette forme des tuberculoses fébriles que se trouvent les insuccès les plus nombreux. Cependant, même dans ces cas où la maladie évolue tellement vite que l'on a à peine le temps d'agir, nous avons obtenu de bons résultats, car certainement la fièvre et la toux étaient notablement diminuées.

Dans le 2e degré de la tuberculose à forme fébrile intense et à évolution rapide, nous agissons comme dans celle du 1er degré en nous rappelant que le poumon plus atteint peut réagir encore davantage ; par conséquent on suivra dans ces cas, nos premières indications avec plus de prudence encore si c'est possible.

Dans les tuberculoses du second degré, sans fièvre et à évolution lente, nous commençons avec 5 centigrammes et dès le 3e jour, si le malade n'a rien accusé d'anormal, nous montons à 10 centigrammes, puis trois jours après, à 15 centigrammes de sorte qu'en dix à douze jours de traitement, nous atteignons 20 et 25 centigrammes et bientôt même 30 centigrammes.

Là, de deux choses l'une, ou le malade va beaucoup mieux et les progrès sont très sensibles, alors, nous restons à 25 ou 30 centigrammes ; ou bien les progrès sont lents et nous allons jusqu'à

50 centigrammes comme dose journalière, en une ou deux piqûres.

Dans la phtisie pulmonaire au 3e degré avec cavernes; nous sommes en présence d'un poumon dont la vitalité est sinon éteinte, tout au moins fort diminuée; une quantité considérable de tissu scléreux a envahi le parenchyme et la réaction médicamenteuse est beaucoup moins forte ; cependant la température est encore là le danger, et c'est avec les mêmes précautions et les mêmes ménagements que nous abordons ces malades à formes pyrétiques : cinq centigrammes au début puis 10, et 15 au bout de huit à dix jours au plus tôt ; telle sera la marche à suivre et encore souvent sera-t-on obligé d'aller plus lentement.

Lorsqu'on aura été assez heureux pour faire disparaître la fièvre d'une façon durable, c'est seulement alors que l'on pourra atteindre les doses applicables à la forme apyrétique que nous allons étudier maintenant.

Dans les cas de cavernes sans élévation de température appréciable, nous arrivons assez vite à 40 ou 50 centigrammes par jour, après un début à 5 centigrammes et une augmentation de 5 en

5 centigrammes tous les trois ou quatre jours. Nous avons essayé dans quelques cas très rares de dépasser cette dose et avons injecté 1 gramme par jour à des malades ; mais les résultats n'ont pas été favorables, car ordinairement les malades se plaignaient d'un accès de fièvre avec sueurs, survenant une ou deux heures après la, piqûre, de telle sorte que nous avons dû abandon-donner ces doses élevées qui fatiguent les malades et ne donnent aucun résultat favorable.

Nous croyons pouvoir affirmer que 50 centigrammes par jour constituent l'extrême limite, au-dessus de laquelle il sera imprudent de s'avancer sous peine de voir survenir des accidents assez graves.

B.—Graduation et modification des doses à injecter suivant l'état journalier du malade.

1° L'*expectoration* est un symptôme important à suivre; en général, elle diminue rapidement sous l'influence du traitement et sa nature se modifie ; de verts, les crachats deviennent blanc-jaunâtres, puis blancs seulement et en tous cas, arrivent vite à disparaître.

D'une façon générale, lorsque l'expectoration est difficile à maitriser nous élevons asséz rapidement les doses tout en tenant compte des autres facteurs énumérés plus haut : si au contraire, nous la voyons diminuer rapidement, nous restons à des doses plus modérées.

Nous avons remarqué en effet, que c'est sur les crachats que le gaïacol agit le plus vite et le mieux ; donc, lorsqu'à la consultation, le malade interrogé par nous, accuse une expectoration toujours abondante, nous élevons un peu la quantité de gaïacol, dans le cas contraire, nous maintenons la dose précédente.

2° La *toux* peut être simplement produite par la présence des crachats dans les bronches et alors c'est l'expectoration qui domine et gouverne la scène ; au contraire, la toux peut être sèche, quinteuse et simplement irritative sans production de mucosités, dans ce dernier cas surtout, nous nous tenons en général à des doses faibles, et si le malade accuse un peu d'augmentation de la toux nous diminuons aussitôt la quantité de gaïacol. Souvent alors nous obtenons de très bons résultats de la révulsion cutanée qui diminue la toux et nous permet d'élever finalement la dose de nos piqûres; mais d'une façon générale, lorsque le malade se plaint d'une toux sèche, opiniâtre et disproportionnée avec la quantité de crachats expectorés, nous ne dépassons guère une dose journalière de 10 à 15 centigrammes, à moins que, par la révulsion cutanée et les opiacés à petite dose, nous n'obtenions une sédation de la toux qui nous permette d'augmenter le titre des injections : mais ce que nous devons dire, c'est que nous employons rarement les opiacés ou le Bromure ; le Gaïacol à petite dose (10 à 15 centig.) nous suffisent la plupart du temps pour obtenir un atténuation très notable de la toux. Si donc à la consultation le malade accuse un peu d'augmentation de la toux nous diminuons la dose, dans le cas contraire, nous suivons la règle ordinaire.

3° *Respiration.* — C'est le degré de congestion du poumon qui règle dans le début, la plus ou moins grande facilité de la respiration, plus tard, l'étendue des lésions et la quantité de poumon atteinte jouent un rôle important.

L'emphysème également, diminue le champ respiratoire, aussi, est-il nécessaire lorsqu'on va faire l'injection au malade, d'avoir dans l'esprit la topographie exacte de ses lésions (tuberculeuses et emphysémateuses) de façon à pouvoir, connaissant exactement la surface respiratoire existante, se rendre compte tant par le rapport du malade que par l'auscultation, du degré de perméabilité du poumon; de plus, il faut savoir quel est l'état respiratoire habituel du patient, de manière à pouvoir comparer la situation du moment avec celle du jour précédent. Ceci connu et se rappelant que le gaïacol congestionne le poumon, on diminuera les doses ausssitôt que le malade se plaindra de dyspnée. On pourra au contraire suivre la progression indiquée précédemment si la respiration reste toujours libre ou, en tout cas, identique à ce qu'elle était.

Nous ne pouvons ici indiquer de chiffres; ceux-ci étant soumis à la forme de la tuberculose à laquelle on a à faire.

4° La *fièvre* a dans la tuberculose une importance capitale, de sorte qu'il sera de la plus haute importance de la suivre et elle dominera la scène dans la plupart des cas; c'est elle qui déterminera la forme de tuberculose à laquelle on s'adresse : pyrétique ou non et par conséquent, c'est à la courbe thermométrique qu'il faudra soumettre souvent la dose de gaïacol à injecter.

Aux accès de fièvre importants, on ne pourra opposer que 5 centigrammes au plus, une ou deux fois par jour ; dans les accès légers, on pourra administrer 20 centigrammes par jour en deux fois. — Ce n'est qu'en l'absence de fièvre que l'on pourra atteindre 40 ou 50 centigrammes.

Notons pour terminer que nous croyons bien préférable de donner la dose journalière en deux fois dans les cas fiévreux, car les réactions sont beaucoup moins fortes. Nous y attachons une grande importance et nous croyons y avoir trouvé souvent un élément de succès ; donc dans les tuberculoses fébriles : fractionner en deux fois la dose de gaïacol à injecter par vingt-quatre heures, nous semble plus prudent.

TECHNIQUE DES INJECTIONS

Nous nous servons toujours d'une seringue de Pravaz de un gramme, montée avec une aiguille que l'on peut flamber. Nous croyons bien plus pratique de se servir d'une petite seringue de un gramme montée avec une petite aiguille que de grosses seringues de 5 grammes avec des aiguilles énormes comme le font certains confrères ; ces injections sont en effet douloureuses en raison de la grosseur de l'aiguille et de la quantité considérable de liquide à injecter.

Les injections de cette sorte déplaisent au malade et seraient d'ailleurs impraticables deux fois par jour. Nous graduons notre injection suivant le titre de notre solution qui varie depuis 5 °/₀ la plus faible, jusqu'à la limite extrême de 50 centigrammes de gaïacol pour un gramme de véhicule avec un centigramme d'iodoforme, mais en faisant observer de nouveau que nous dépassons rarement 40 à 45 centigrammes par jour, de sorte qu'avec la solution forte, nous n'employons jamais plus d'une seringue pleine.

Quant à la façon même de faire l'injection, la voici : laver la peau avec une solution antiseptique alcoolisée, piquer rapidement en pinçant la peau dans la région retrotrochantérienne ou dans le dos. L'aiguille introduite et enfoncée plus ou moins obliquement suivant la région, nous retirons la seringue un instant pour nous assurer qu'il n'existe aucun écoulemeut sanguin, puis, nous poussons doucement l'injection. L'aiguille étant enlevée, un léger massage termine l'opération qui est très peu douloureuse en général.

OBSERVATIONS

Une foule d'observations individuelles de malades ayant été déjà publiées par les différents auteurs de mémoires sur le gaïacol et par nous même (journal de médecine de Paris avril 1895), d'autre part, le nombre de nos observations se montant à plusieurs centaines, il nous semble inutile et presque impossible d'ailleurs, de les publier toutes les unes après les autres.

Nous croyons être bien plus utiles à nos lecteurs en groupant nos observations sous trois chefs et en indiquant la marche générale de la maladie. Nous distinguerons ainsi les cas traités en : bons, moyens ou mauvais.

Sous le chef de *mauvais*, nous grouperons les

granulies, toutes les tuberculoses fébriles à évolution rapide et les tuberculoses non fébriles mais très avancées.

Les cas moyens comprendront principalement soit des tuberculeux avec fièvre légère mais persistante, soit des malades sans fièvre, mais ayant d'autre part une tare organique importante, les mettant dans un état d'affaiblissement extrême, ou enfin chez lesquels la tuberculose est déjà assez avancée.

Enfin, nous déclarons *bons* et capables de faire honneur à notre méthode, les malades qui seront sans fièvre ou ceux chez lesquels la fièvre cédera dès le début; également bons aussi, ceux chez lesquels, malgré un peu de persistance de la fièvre, l'appétit sera conservé, car nous avons espoir de voir la pyrexie disparaître.

Ceci étant connu, voyons l'histoire de ces différents groupes de malades lorsqu'ils sont soumis au traitement.

Il est bien entendu que si en même temps que les injections ou après elles, une cure d'air peut-être faite, les cas *moyens* deviendront *bons* et les *mauvais* auront encore bien souvent une issue favorable.

1er GROUPE — CAS MAUVAIS.

Ici, nous avons à faire à des malades chez lesquels les injections ne donneront qu'une amélioration momentanée et une certaine atténuation des symptomes ; quant au rétablissement définitif, elles ne peuvent seules l'obtenir ; tout au plus peut-on chercher une trêve dans la maladie, surtout si la cure d'air est impossible et l'alimentation défectueuse.

Voici en général, comment se déroulenl les évènements dans ces cas : au bout de quelques jours, la toux diminue ainsi que la fièvre et l'appétit renaît en même temps que les forces, mais là, les médicaments accessoires sont indispensables ; l'antipyrine contre la fièvre, l'opium contre la toux ; mais de tout cela, le moins possible et juste assez pour aider un peu l'action du gaïacol.

L'amélioration dure de quelques jours à quelques semaines, rarement plus de deux ou trois, et bientôt, soit une complication inattendue, soit l'évolution même de la maladie vlent abattre le malade et dès lors, quelques rares éclaircies se montrent seulememt ne faisant que ralentir en peu la marche fatale.

Voici pour préciser, trois observations : l'une de granulie, l'autre de tuberculose pulmonaire, commune mais définitivemement fébrile, enfin la troisième, de tuberculose pulmonaire apyrétique mais que nous ne commençâmes à traiter qu'à la période de cavernes.

OBSERVATION I.

Melle X*** agée de 20 ans — père et mère bien portants, — couturière, — nourriture défectueuse se composant ordinairement de légumes, — appétit toujours très mauvais. — Il y a trois mois, elle se mit a tousser, maigrir, avoir de la fièvre, et aussitôt fut prise d'une telle faiblesse que le séjour au lit devint indispensable, dès le quinzième jour de la maladie.

à ce moment nous fûmes appelés et constatâmes les signes suivants : ramollissement au sommet gauche, à droite craquements secs et quelques râles humides. La malade ne peut absolument rien prendre, vomit tout, la température est à 39° pendant 7 ou 8 heures sur 24 heures ; le pouls très rapide (120 pulsations), la respiration très gênée, la toux incessante, l'expectoration jaunâtre assez abondante.

Les injections sont commencées un peu malgré nous et persuadés que le résultat sera peu favorable. Le 3e jour, la température avait un peu baissé et les vomissements cessé grâce à une diminution considérable de la toux obtenue sans opium.

Pendant 8 à 10 jours, l'état sembla réellement s'améliorer ; après chaque piqûre, la malade suait abondamment mais ensuite avait plusieurs heures tranquilles ; mais bientôt, vers le 15e jour de notre traitement, l'œdème des jambes apparut, la dyspnée augmenta, le cœur était absolument affolé ; nous cessâmes les injections pendant deux jours, espérant que les étouffements diminueraient, mais malgré la révulsion cutanée et la cessation du gaïacol, la dyspnée ne s'améliora pas, au contraire et à l'auscultation de petites cavernes se montraient déjà. Dès ce moment, la partie était perdue et nous n'obtînmes plus des piqûres que quelques résultats inappréciables. Nous perdîmes de vue notre malade, la situation était alors désespérée (novembre 1893.)

OBSERVATION II.

M. X — 34 ans — occupation sédentaire — travail de bureau depuis de longues années — se met à tousser il y a un an et demi. Lorsqu'il vînt nous voir, six mois après le début de sa maladie, il présentait des craquements secs aux sommets, toussait et expectorait énormément, la fièvre était très forte et le malade avait perdu l'appétit et les forces.

Nous commençâmes les injections avec assez bon espoir, mais cependant la fièvre nous effrayait bien un peu. Au bout d'un mois de traitement, le résultat semblait des plus encourageants, la toux avait beaucoup diminué, l'appétit était revenu, le malade engraissait visiblement, les bacilles avaient sensiblement diminué dans les crachats, enfin le malade avait recouvré ses forces au point de pouvoir retourner à son bureau et de faire des promenades. La fièvre cependant n'avait pas entièrement disparu. C'était là, le point noir, en effet, à la suite d'une fatigue ou d'un refroidissement, en somme, sans cause bien appréciable, à la sixième semaine du traitement, le malade prit le lit ; la toux, les vomissements, la fièvre et la dyspnée revinrent et aussitôt nous sentîmes que nous n'étions plus maîtres de la situation.

Une amélioration légère se reproduisit dans le courant de notre deuxième mois de traitement et nous fîmes les 3e et 4e mois de piqûre avec un mince résultat, la fièvre persistait malgré tout et l'alimentation était impossible. Nous perdîmes le malade de vue et trois mois après, nous le revîmes à l'agonie ; le pauvre homme, en souvenir de l'amélioration que nous lui avions donnée autrefois, nous réclamait avec insistance à ses derniers moments. C'est là que se montre la faiblesse des hommes et la force de la nature, devant notre si léger bagage de science, désarmé au moindre coup de vent. — (Mars 1893) —

OBSERVATION III.

M. G. — Peintre — avait une bronchite depuis dix ans. A l'auscultation, on trouvait les signes d'une tuberculose au 3e degré, et le patient qui toussait depuis si longtemps sans être réellement malade, le devint sérieusement il y a quatre ans. Les forces déclinèrent au point de l'empêcher de faire ses affaires, les crachats et la toux étaient incessants ; c'est ce qui le décida à nous consulter.

Le résultat des piqûres fut merveilleux, au bout de deux mois, le malade ne toussait plus, ne crachait plus, choses qui ne lui étaient pas arrivées depuis dix ans, les forces devinrent meilleures qu'elles n'avaient jamais été et un séjour à la campagne compléta le traitement.

Malgré notre indication, le malade resta six mois sans nous venir voir et une bronchite qu'il attrappa par imprudence le décida seulement à se soigner. Les lésions pulmonaires étaient toujours les mêmes que lorsque nous l'avions quitté, et en cinq semaines environ, nous arrivâmes à sécher de nouveau les cavernes et à le remettre en très bon état.

Un an se passa sans le revoir, lorsque le hasard nous l'ayant fait rencontrer, il nous dit qu'il toussait un peu le matin, mais beaucoup moins qu'autrefois et il restait enchanté du traitement mais n'en voulant toujours pas goûter de nouveau,

Quinze mois se passèrent encore et nous apprîmes par un de ses parents, qu'il était plus souffrant. Malgré nos instances et celles de sa famille, il ne voulut pas se soigner. Quelque temps après, nous apprîmes sa mort à la campagne.

2e GROUPE — CAS MOYENS

Ici, la bronchite tuberculeuse est très améliorée par le traitement et en général, le malade semble complètement remis; mais une arrière-pensée reste toujours au médecin, c'est que l'organisme du malade est atteint d'une tare qui, à chaque instant, l'affaiblit, et par conséquent, le remet sous le coup d'une nouvelle infection des bacilles tuberculeux ; c'est la goutte, une affection cardiaque, la Dyspepsie intense, une affection du foie, d'anciennes fièvres intermittentes, la Diabète, l'albuminurie, etc, ou une grande maladie intercurrente, pneumonie, fièvre Typhoïde etc.

Nous citerons par exemple, un cas où certainement le malade pouvait être presque considéré comme guéri, car depuis un an, il ne toussait presque plus et ses crachats étaient exempts de bacilles ; mais c'était un goutteux, artério-scléreux, le cœur marchant très mal, faiblit à chaque fatigue; les jambes enflent fréquemment et, au bout de huit à dix mois, d'un état général assez bon et local (pulmonaire) excellent, à la suite d'une crise d'albuminurie avec quelques phénomènes urémiques légers cependant, notre malade vit une nouvelle invasion de tuberculose fébrile arriver et dès lors, nous ne pûmes obtenir que des trêves de quelques jours, de quelques semaines au plus et le cas devint irrémédiablement mauvais.

3e GROUPE — CAS BONS

C'est ici que la question est de beaucoup la plus intéressante, car s'il est agréable d'améliorer et de remettre sur pied des malades pour un an ou deux, combien il est plus doux de les voir définitivement guéris, passer plusieurs années ayant reconquis définitivement la santé.

Le Docteur Daremberg dit qu'il faut dix ans d'un état parfait pour pouvoir affirmer la guérison de la tuberculose; cela nous semble peut-être un peu sévère, mais comme cependant nous croyons qu'il faut être plutôt trop difficile que trop indulgent pour affirmer une guérison, nous dirons que les malades déclarés *bons,* arrivent presque tous, s'ils persévèrent à être de bons candidats, à la guérison définitive.

On peut en effet, considérer comme tels des gens qui depuis quinze mois, deux ans, ne toussent jamais, engraissent, n'ont plus de fièvre, mangent comme tout le monde, vivent, même (et c'est peut-être imprudent croyons-nous) comme tout le monde.

Nous en avons même plusieurs dans notre clientèle qui occupent des situations très pénibles, demandant des sommes considérables de travail, une dépense intellectuelle intense et qui ont été soignés par nous, sans abandonner un instant leurs affaires. Ils sont guéris depuis deux ans environ.

Voici d'une façon générale comment évolue la maladie, lorsqu'elle est soignée dans des conditions favorables par les piqûres de gaïacol pratiquée suivant la méthode que nous venons d'indiquer. Dès le début, l'augmentation des forces se manifeste, c'est, nous croyons même, le signe le plus précoce ordinairement, il est sans doute dû à l'action vasoconstrictive du gaïacol ; bientôt la toux diminue très sensiblement, l'appétit renaît et les vomissements cessent. Les crachements de sang n'ont jamais été à notre vue, provoqués par le, gaïacol et au contraire, nous les avons vus toujours diminués et arrêtés même, par le traitement, pratiqué comme nous l'avons indiqué ; pour les cas fébriles, les poussées de dyspnée ou les hémoptysies, c'est-à-dire à très petites doses et fractionnées deux fois par jour.

Cela est si vrai, que depuis plusieurs années et surtout ces dernières, que nous voyons tant de tuberculeux, nous n'avons que très rarement eu à donner d'ergotine ou d'autre substance hémostatique.

Toutes nos hémoptysies ont été bénignes et arrêtées par la continuation du traitement.

L'engraissement est constant quand la fièvre n'existe pas, et un peu moins marqué quand elle persiste légèrement ; le teint du malade redevient normal et il reçoit partout sur sa bonne mine, des compliments qu'il veut bien nous rapporter chaque jour.

Voici quelques observations et comme nous

n'avons pas craint de raconter les cas *mauvais*, nous avons quelque plaisir à exposer quelques uns de nos *bons* qui sont certainement parmi les plus nombreux.

OBSERVATION I.

Mme X*** 36 ans, a quelques tuberculoses locales dans sa famille, se mit à tousser il y a trois ans et demi, un amaigrissement léger survint, puis quelques crachements de sang ; enfin un de nos confrères les plus distingués posa le diagnostic de tuberculose pulmonaire.

A ce moment nous fûmes appelés à donner nos soins à cette dame. A l'auscultation, nous constatâmes à gauche, au sommet en arrière, une respiration obscure et quelques craquements secs ; en avant, une respiration très rude et une diminution de la sonorité. — La malade occupait une situation très importante et ne pouvait cesser ses occupations qui étaient des plus actives ; aussi toute tentative de cure hygiénique dut-elle être abandonnée. Devant s'en tenir aux injections de gaïcaol, nous les pratiquâmes avec un soin méticuleux ; les phénomènes s'amendèrent promptement, et après une année de soins coupée de périodes de repos, la malade pouvait être considérée comme guérie.

Depuis cette époque (deux ans et demi) nous l'avons revue bien souvent et une ou deux fois seulement nous avons eu besoin de l'ausculter, dans la crainte de voir un retour de la maladie, mais heureusement ce ne fut que de simples alertes et aujourd'hui, nous en sommes encore à attendre une rechute, qui, espérons le, ne se présentera jamais. L'embonpoint est très suffisant et notre malade a les dehors d'une santé florissante.

OBSERVATION II.

M. X*** 24 ans, fils d'une mère morte tuberculeuse, employé dans un des plus grands ateliers de Paris, vivant au milieu d'une agglomération considérable d'individus et étant obligé toute la journée à une station debout dans un air confiné, fut pris brusquement d'une hémoptysie, il y a deux ans ; les crachements de sang étaient assez abondants, mais cependant s'arrêtèrent assez aisément au bout de deux ou trois jours. Ils reparurent quelque temps après, mais passagèrement, et dans la suite, malgré une petite persistance, il ne nous inquiétèrent plus, vu la petite quantité de sang expectorée chaque jour.

Ce jeune homme nous consulta et voici quelle était la situation : une toux légère, sèche et brève existait depuis plusieurs mois, mais n'avait pas inquiété le malade ; aujourd'hui, la fièvre se montrait journellement depuis l'apparition de l'hémoptysie et, en quelques jours, la pâleur du visage et l'amaigrissement se manifestèrent, la toux persistait tantôt sèche, tantôt suivie d'expectoration ; quelques vomissements vinrent jeter le trouble dans la nutrition et c'est alors que nous commençâmes notre traitement avec la plus grande prudence.

Dix centigrammes de gaïacol furent vite atteints, et sans aucun accident, on arriva à la dose journalière de 15 centigr, les forces revinrent assez vite et, au bout d'un mois, l'état du malade était bien amélioré ; néanmoins ce ne fut qu'au bout de ce temps qu'il put quitter le lit définitivement et que la toux diminua sensiblement.

Trois mois après, le malade nous quitta pour

aller passer un mois à la campagne et en revint en très bon état, mais toussant encore un peu. On recommença pendant deux mois les piqûres et la toux disparut avec l'expectoration d'une manière définitive.

Le malade passa de nouveau un mois à la campagne, puis reprit son service et sa vie fatiguante, dans l'air confiné et la poussière ; il y a de cela aujourd'hui un an et demi, et aucun nuage n'est venu assombrir la situation et la bonne santé de notre malade.

ajoutons que lorsqu'il reprit son service, bien que la toux eût disparu, il continua pendant plus de six semaines, l'usage des piqures ; ceci nous semblait indiqué attendu que des râles secs restaient en avant à gauche et un souffle assez notable dans la respiration au sommet. Ces phénomènes avaient complètement diaparu au bout de deux mois.

OBSERVATION III.

Monsieur X*** âgé de 22 ans — de parents bien portants, d'une constitution des plus robustes, fut réformé au bout d'un an de service militaire, pour tuberculose constatée par le médecin du corps, le conseil de réforme et un autre médecin de la famille.

Lorsqu'il vint me trouver, le malade toussait énormément, expectorait des crachats blancs, vomissait de temps à autre, avait un peu de fièvre et malgré une apparence de santé assez belle, se trouvait très affaibli.

L'examen des crachats révéla la présence des bacilles et l'auscultation nous fit reconnaître des râles de bronchite localisée au sommet droit en avant et en arrière, une respiration très rude au sommet gauche; la fièvre se reproduisait tous les jours.

Mis au traitement, en quinze jours, la fièvre, les vomissements avaient disparu, la toux beaucoup diminué; au bout de quatre mois de traitement, avec quelques intermittences, le malade ne se plaignait plus de rien, ses forces étaient revenues, et la toux avait complètement disparu. — Il y a seize mois de cela; et le malade va très bien.

OBSERVATION IV.

Mademoiselle X. — 33 ans, vient nous consulter, et à l'examen, nous concluons à une tuberculose pulmonaire au 2e degré, avec ramollissement au sommet droit et craquements secs à gauche, expectoration abondante, toux fréquente depuis un an.

En un mois de traitement, la malade avait engraissé de quinze livres, ne toussait plus, ne crachait plus et, chose absolument remarquable, les craquements humides et secs avaient disparu complètement, il ne restait plus qu'un peu d'obscurité respiratoire ; il y a quatre mois de cela et la malade va toujours bien.

Ces quelques observations, sont intéressantes, chacune à un point de vue différent : dans la première, ce qui est remarquable, c'est que la malade n'a pas cessé un seul instant son travail ; dans la 2e, c'est la presque certitude de pouvoir affirmer la guérison définitive, puisque malgré les plus mauvaises conditions hygiéniques, le malade depuis un an et demi n'a plus rien ressenti d'une tuberculose qui s'annonçait cependant fébrile.

Dans la dernière, la rapidité du résultat et la disparition complète des signes d'auscultation y sont réellement remarquables.

Maintenant nous dira-t-on, tous ces malades que vous prétendez guéris, le sont-ils réellement ; dans dix ans ne retomberont-ils pas sous l'influence d'une poussée de tuberculose? Nous n'en savons rien et personne au monde ne peut le dire. Tout nous porte à croire que non, mais qui peut répondre de l'avenir ?

Ce qu'il y a de certain, c'est que quoi qu'il arrive nous aurons rendu à nos malades un immense service et que nous sommes, par l'expérience même des choses, absolument convaincus que cette méthode constitue le meilleur traitement médicamenteux que nous ayons, à la fin de ce siècle, à opposer à la phtisie pulmonaire ; jointe à une cure d'air accompagnée de l'hygiène alimentaire et des médicaments accessoires que nous étudierons dans un autre opuscule, elle réalise ce que l'on peut souhaiter de plus parfait parmi tout ce que la science nous a enseigné jusqu'à ce jour pour la cure de cette longue maladie.

C'est l'expérience même des choses qui nous a conduit à créer cette technique des injections de gaïacol et c'est la vue des bons résultats obtenus qui nous a fait l'appliquer sur un aussi grand nombre de malades. C'est sans aucune idée préconçue que nous avons essayé, il y a quatre ans comme bien de nos confrères, les injections de gaïacol ; un praticien de grande valeur, dont le nom a déjà été cité dans le corps de cet ouvrage, Mr le docteur Rouhier, nous en donna, le premier, le conseil et les résultats obtenus furent heureusement fort satisfaisants. Encouragés par ces premiers essais, nous continuâmes et c'est pour ainsi dire, l'expérience et la pratique à la main, que nous avons avancé dans l'obscurtié de cette route inconnue pour nous, mais au bout de laquelle nous sommes heureux de pouvoir montrer à nos confrères, un plan clair et net qu'ils pourront suivre, nous en sommes certains de par l'expérience, au plus grand bien de leurs malades.

Nous voulons en terminant, remercier les personnes qui ont bien voulu nous aider dans nos recherches, particulièrement Mr le Docteur Lutaud, pour l'honneur qu'il nous a fait d'écrire la préface de cet ouvrage, l'hospitalité qu'il nous a donnée dans le *Jonrnal de médecine de Paris* et les malades interressants qu'il a bien voulu nous adresser. Nous sommes très reconnaissants à Monsieur

Vandenbroucque, pharmacien à Paris, pour le soin qu'il a apporté à nos préparations à base de Gaïaco et pour la façon généreuse avec laquelle il agi comme pharmacien de notre Œuvre de Notre-Dame de Bon Secours.

Dans la prochaine publication, nous étudierons la deuxième partie, du traitement de la tuberculose pulmonaire, des médicaments accessoires et de la cure hygiénique.

Cet opuscule est vendu au profit de l'Œuvre de Notre-Dame de Bon Secours (traitement des poitrinaires pauvres.)

Prix : 1 franc.

TABLE DES MATIÈRES

Préface de M. le Docteur Lutaud.
Introduction de l'auteur.
1° La tuberculose pulmonaire est-elle oui ou non guérissable ?
2° Un médicament unique peut-il réaliser cette cure ?
3° Traitement rationnel de la tuberculose pulmonaire.
4° Traitement hygiénique.
5° Traitement médicamenteux.
6° Des Dispensaires de l'Œuvre de Notre-Dame de Bon-Secours.
7° Du gaïacol médicament principal.
8° Des médicaments accessoires.
9° Du gaïacol en injections sous la peau.
10° Méthode générale pour l'emploi du gaïacol en injections hypodermiques.

11 De la fréquence des injections.

12° Des doses de gaïacol à employer.

13° Graduation et modification des doses à injecter suivant l'état journalier du malade.

14° De l'expectoration — de la toux — de la respiration — de la fièvre.

15° Technique des injections.

16° Observations .

Cas : mauvais, moyens, bons.

17° Cas mauvais : Observation I.
— Observation II.
— Observation III.

18° Cas moyens : Observation I.
— Observation II.
— Observation III.

19° Cas bons. -- Ce qu'on entend par guérison.
— Observation I.
— Observation II.
— Observation III.
— Observation IV.

20° Remercîments aux personnes qui ont bien voulu nous donner leur concours.

Paris. — Imp. Salésienne. 29, rue du Retrait.

11

www.ingramcontent.com/pod-product-compliance
Ingram Content Group UK Ltd.
Pitfield, Milton Keynes, MK11 3LW, UK
UKHW021148220726
13924UKWH00003B/1060

9 782019 287320